AF495262

GUIDE MÉDICAL ET TOURISTIQUE

DE

Choranche-les-Bains

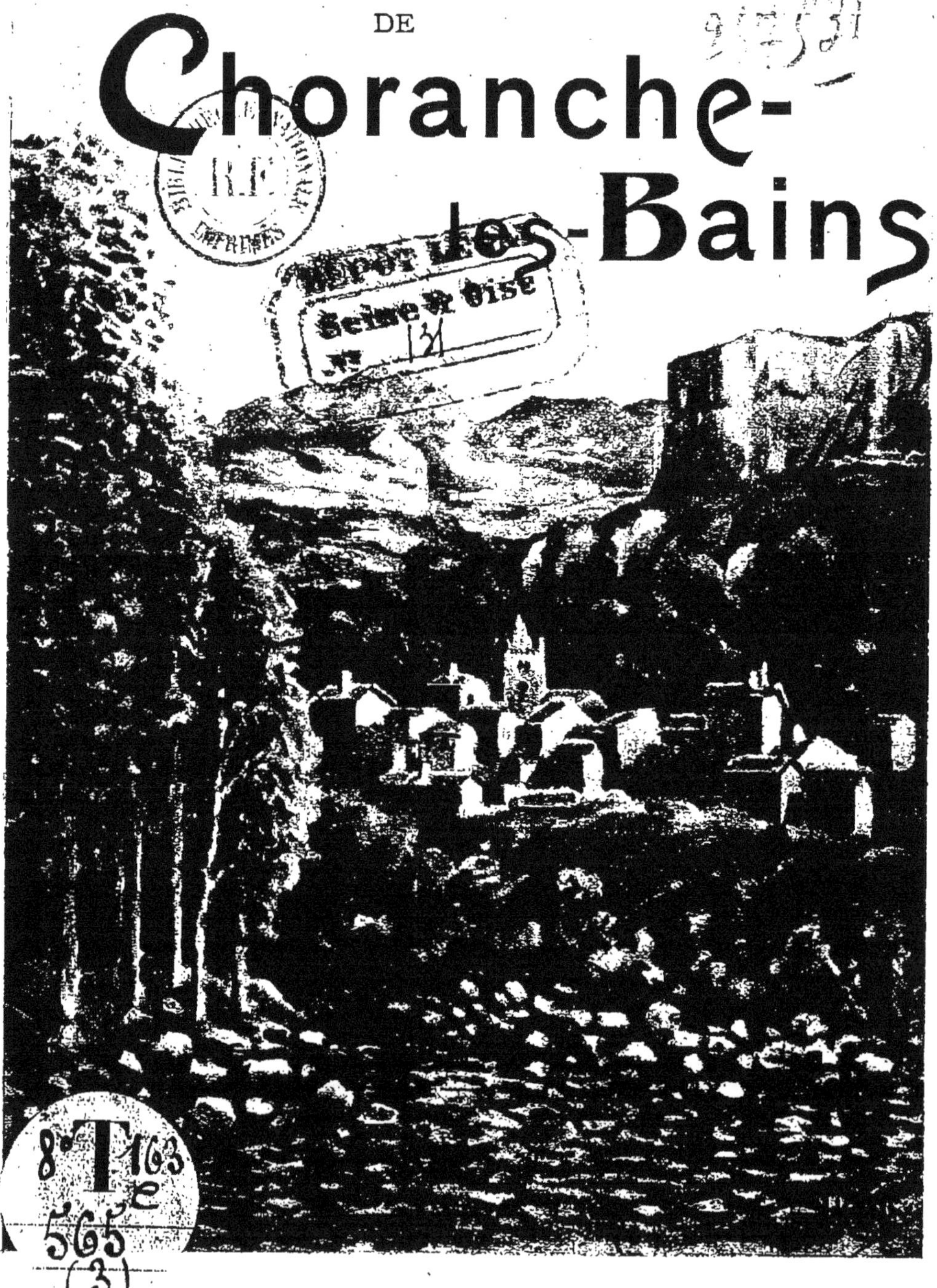

BIBLIOTHÈQUE NATIONALE R.F. IMPRIMÉS
DÉPOT LÉGAL Seine & Oise N° 121
8° T163 e 565 (3)

HOTEL CONTINENTAL

DE

CHORANCHE-LES-BAINS (Isère)

CAMILLE RIVIÈRE, Propriétaire

Téléphone N° 15. PONT-EN-ROYANS 

Pension de Famille
Cuisine bourgeoise très soignée
Prix modérés
Belle Terrasse
Vue superbe
Service d'auto pour grandes excursions

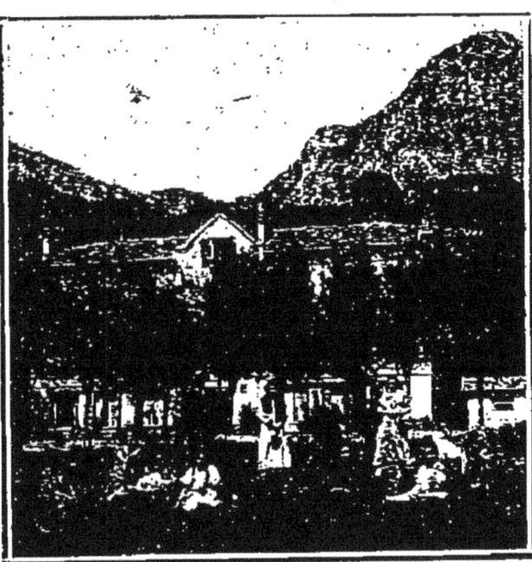

45 Chambres
Salons
Electricité
Eau courante
Garage
Chambre noire
Recommandé du T. C. F. de l'A.C.F. et du Syndicat d'initiative

Entièrement transformé :: Confort moderne

HYGIÈNE DES PLAISIRS CHAMPÊTRES :

Chasse, Pêche à la truite, Bains dans la Bourne, Tennis, Jeu de boules, Excursions et Ascensions toutes proches, Visite des magnifiques grottes de Couffin, Gournier, Cournouze, Bournillon, etc.

Arrêt, pour le déjeuner, des services d'auto-cars.

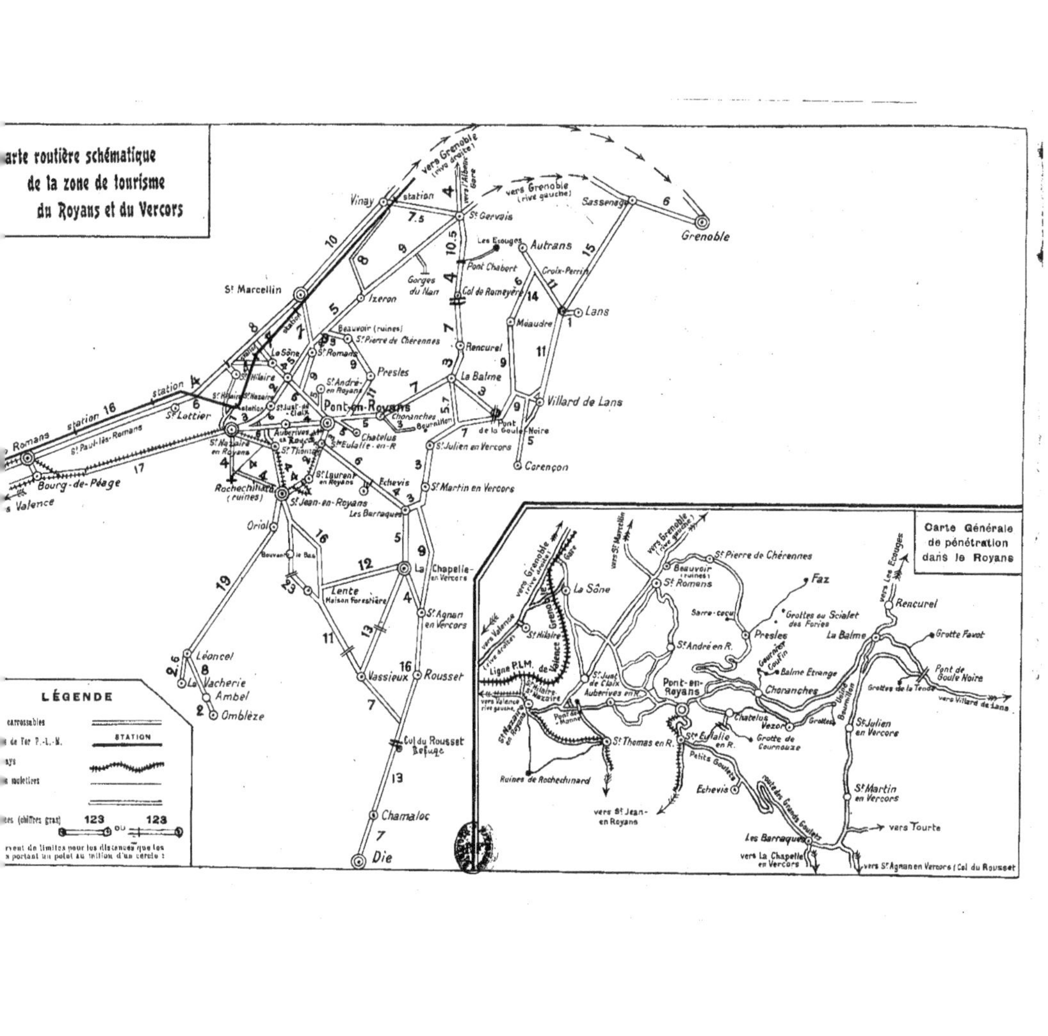

arte routière schématique
de la zone de tourisme
du Royans et du Vercors
vers Grenoble (rive droite)
vers Grenoble (rive gauche)
Vinay
station
St Gervais
Sassenage
Grenoble
Les Ecouges
Autrans
Pont Chabert
Croix-Perrin
Gorges du Nan
Col de Romeyère
St Marcellin
Izeron
Lans
Méaudre
Beauvoir (ruines)
St Pierre de Chérennes
Rencurel
La Sône
St Romans
Presles
La Balme
St Hilaire
St André en Royans
Villard de Lans
St Lattier
Pont-en-Royans
Choranches
Bournillon
Romans
St Paul-lès-Romans
Chatelus
Pont de la Goule-Noire
St Nazaire en Royans
St Thomas
Ste Eulalie-en-R
St Julien en Vercors
Corençon
Bourg-de-Péage
Valence
Rochechinard (ruines)
St Laurent en Royans
Echevis
St Jean-en-Royans
St Martin en Vercors
Les Barraques
Oriol
La Chapelle-en-Vercors
Lente
Maison Forestière
St Agnan en Vercors
Léoncel
La Vacherie
Ambel
Omblèze
Vassieux
Rousset
Col du Rousset
Refuge
Chamaloc
Die
LÉGENDE
STATION
123
123
Carte Générale
de pénétration
dans le Royans
vers St Marcellin
vers Grenoble (rive gauche)
vers Valence
Ligne P.L.M. de Valence à Grenoble
La Sône
St Hilaire
St Romans
Faz
Sarre-cocu
Grottes ou Scialet des Fories
Presles
La Balme
Grotte Favot
Pont de Goule Noire
vers Villard de Lans
St Just de Claix
Auberives en R.
Pont-en-Royans
Balme Etrange
Choranches
Chatelus
Vezor
Grotte de Cournouze
St Julien en Vercors
St Thomas en R.
Ste Eulalie en R.
Petits Goulets
Echevis
Ruines de Rochechinard
vers St Jean-en Royans
route des Grands Goulets
St Martin en Vercors
vers Tourte
Les Barraques
vers La Chapelle en Vercors
vers St Agnan en Vercors / Col du Rousset
Rencurel
vers Les Ecouges

HOTEL BONNARD

PONT-EN-ROYANS (Isère)

Téléphone : 5

Arrangements pour Séjour

Restaurant

Arrêt des Auto-Cars

OUVERT TOUTE L'ANNÉE

SERVICE D'EXCURSIONS

CORRESPONDANT DU P.-L.-M.

E. GLENAT

PONT-EN-ROYANS (Isère)

Téléphone : 8

Service régulier et à tous les trains de Pont-en-Royans à St-Hilaire-St-Nazaire et à la Chapelle-en-Vercors

CIRCUIT DES GOULETS et VILLARD-DE-LANS

du 1er Juillet au 30 Septembre

Auto-Cars pour Caravanes
Location de Voitures particulières

PRIX MODÉRÉS

EPICERIE DE CHOIX
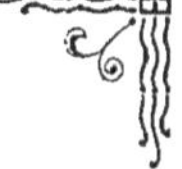
SPÉCIALITÉ DE BONBONS FINS

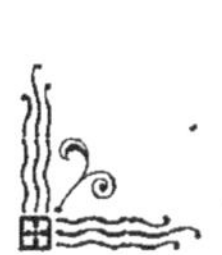
Vve ACHARD

A PONT-EN-ROYANS (Isère)

HOTEL DES GROTTES

A CHORANCHE
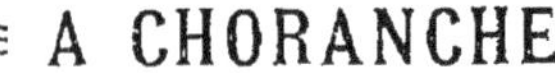

PENSION DE FAMILLE
CUISINE BOURGEOISE

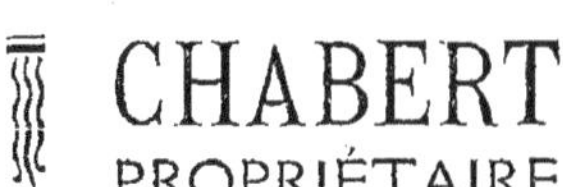
CHABERT
PROPRIÉTAIRE

SERVICE RÉGULIER DE COURRIERS

ENTRE PONT-EN-ROYANS
:: :: CHORANCHE :: ::
ET LE VILLARD-DE-LANS

Daniel HUILLIER

A VILLARD-DE-LANS

VOITURES POUR TOURISTES ET EXCURSIONS

PRIX MODÉRÉS

ÉTABLISSEMENT THERMAL
ET HYDROTHÉRAPIQUE
DES CHARTREUX

BIBLIOTHÈQUE NATIONALE R.F. IMPRIMÉS

GUIDE
MÉDICAL ET TOURISTIQUE

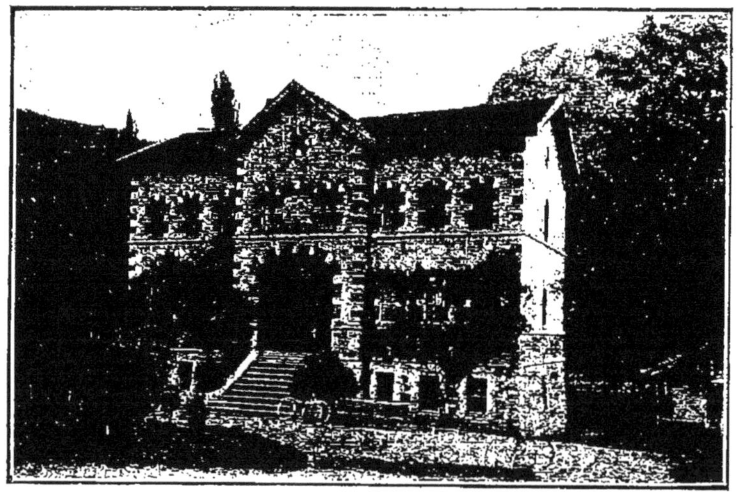

CHORANCHE-LES-BAINS
(ISÈRE)

1924

8° Te 163 565 (3)

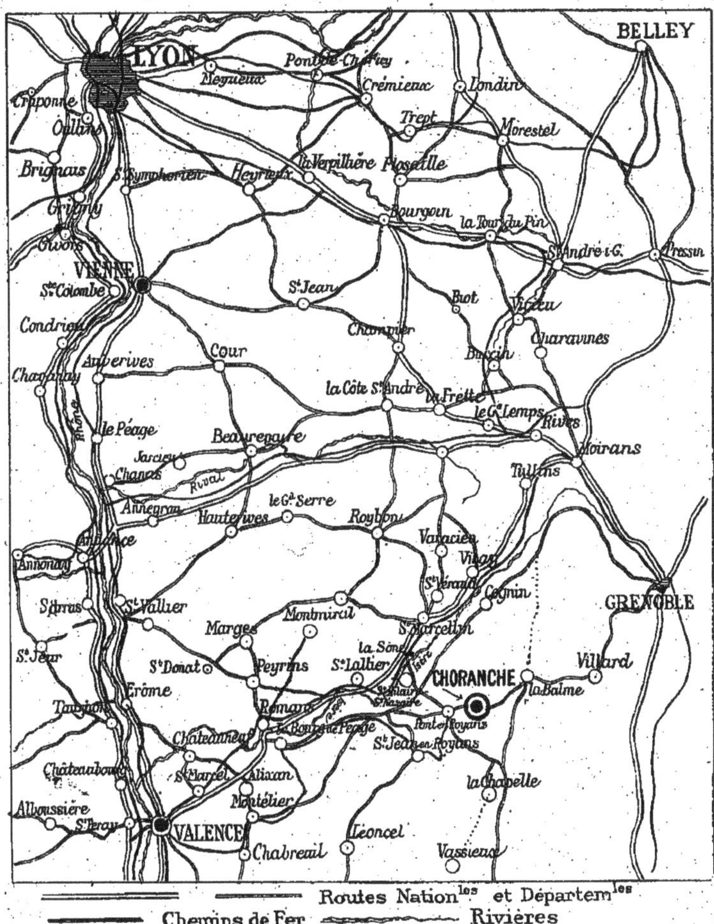

Pour venir à Choranche-les-Bains, par le chemin de fer P.-L.-M., descendre à la station de Saint-Hilaire-Saint-Nazaire (ligne de Valence-Grenoble), desservie à tous les trains par un service d'autobus.

ÉTABLISSEMENT THERMAL ET HYDROTHÉRAPIQUE

DE

CHORANCHE

Près de PONT-EN-ROYANS (Isère)

HISTORIQUE. — ORIGINE

L'eau sulfureuse iodée de Choranche a un long passé. La légende fait remonter l'exploitation de cette source à l'époque où les Romains dominaient la Gaule. S'il en était autrement, d'ailleurs, comment expliquerait-on la présence, dans les fouilles faites dans son voisinage à des époques diverses, d'énormes tuiles, de bandes de marbre provenant de décorations mosaïques, de restes d'un bassin de 2m50 de long sur 1m50 de large ? Ces vestiges, trouvés à 30 mètres environ au nord-est de l'établissement actuel, paraissent bien indiquer qu'il y avait là des thermes romains et attestent que, depuis déjà de nombreux siècles, les qualités de cette eau étaient connues et utilisées.

En l'année 1144, cette source et le domaine du Royans sont donnés par une charte d'Artaud, évêque de Grenoble, au monastère des Chartreux, qui les aurait fait exploiter jusqu'en 1793. Depuis cette époque, cette source, à laquelle le nom de « Source des Chartreux » est resté, est passée par différentes mains.

Dans les années qui précédèrent la guerre, de nombreux malades vinrent lui demander la guérison et l'obtenir. Depuis 1914, l'établissement était resté fermé. Ses propriétaires actuels viennent d'ouvrir au public un établissement complètement réorganisé et modernisé.

SITUATION

La station balnéaire de Choranche est située dans la vallée de la Bourne, entre Choranche et Pont-en-Royans, à 2 kilomètres environ de ce centre touristique réputé. L'altitude est de 230 mètres.

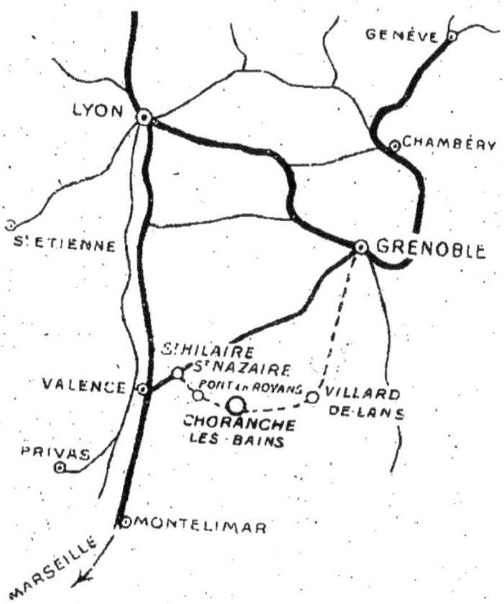

L'atmosphère est calme. Le soleil est chaud dans la journée, mais les nuits sont fraîches.

Les baigneurs et touristes en provenance de la grande ligne Paris-Lyon, après changement de train à Valence, descendront à la gare Saint-Hilaire-Saint-Nazaire où un service d'autobus à tous les trains les amèneront à la station thermale. Ceux en provenance d'Annecy, Genève, Chambéry, Grenoble, pourront descendre à Saint-Marcellin, trois courriers journaliers assurent le transport pour Choranche et au-delà.

LA SOURCE

La source sulfurée et iodée émerge directement d'un rocher néocomien. Sa température est de 12 degrés. Le débit, contrôlé le 8 août 1890 par M. l'ingénieur des mines de Grenoble, était de 72.000 litres par jour. Depuis, ce débit est allé en augmentant. Actuellement, il est très approximativement de 100.000 litres par vingt-quatre heures. D'ailleurs, il a été établi à la source un puits de réserve d'une contenance de 30 mètres cubes environ.

L'eau de Choranche est incolore, limpide. Prise à la source, elle dégage une odeur assez marquée d'hydrogène sulfuré si caractéristique. Malgré cette odeur, l'eau n'est nullement désagréable au goût. Elle est d'une digestion facile.

Elle est stable. Mise dans des bouteilles exactement bouchées, elle peut conserver ses propriétés pendant de longues années.

ANALYSES

On trouvera ci-dessous le compte rendu des analyses officielles qui ont été faites.

Tableau synoptique *ou Analyse faite par l'École supérieure des mines, l'Académie de médecine de Paris et par MM. Chatain, membre de l'Institut et de l'Académie de médecine, et Meslier, membre de l'Académie de médecine et pharmacien en chef de l'hôpital Tenon, à Paris.*

Sulfure de sodium	0.0500
Iode	0.0005
Sulfate de fer	0.0680
Sulfate de magnésie	0.0945
Chlorure de magnésium	0.1330
Chlorure de potassium	0.0193
Chlorure de sodium	0.1033
Silice	0.0240
TOTAL PAR LITRE	0.4926

Extrait *du registre des délibérations du Conseil d'hygiène de Saint-Marcellin, dans sa séance du 18 avril 1891.*

La question à l'ordre du jour portait sur l'eau sulfureuse de Choranche, canton de Pont-en-Royans. Le principe actif de cette eau est principalement le sulfure de sodium dont elle contient 0.05. Si l'on examine la quantité du même principe, qui se trouve dans les principales eaux sulfureuses de France, on voit que :

Amélie-les-Bains en renferme		....	0.01
Aix	—	....	0.01
Bonne	—	....	0.02
Barèges.........	—	....	0.04
Cauterets	—	....	0.02
Eaux-Chaudes ..	—	....	0.01
Luchon	—	....	0.06
Saint-Honoré ...	—	....	0.01
Uriage..........	—	....	0.01

La quantité totale des sels contenus dans l'eau de Choranche est également supérieure à celle qui est renfermée dans les eaux ci-dessus.

Il ressort donc que la minéralisation de l'eau de Choranche l'emporte de beaucoup sur celle des eaux des Pyrénées, pourtant si renommées.

***Extrait** du procès-verbal de l'Académie de médecine de Paris; séance du 25 août 1891.*

L'Académie de médecine de Paris a entendu le rapport dressé par M. le Docteur Robin, concernant la source sulfureuse iodée froide de Choranche. La Commission propose à l'Académie d'émettre un avis favorable pour que l'exploitation et la vente de l'eau de ladite source soient autorisées.

M. Chatain, membre de l'Institut et de l'Académie de médecine, dans son appréciation s'exprime ainsi : « *L'emploi de cette eau est tout indiqué : traitement des maladies de poitrine, scrofules, goîtres, douleurs, maladies de la peau, etc., etc.* »

Ensuite de ce qui précède, M. le ministre de l'Intérieur a, par arrêté pris à la date du 11 novembre 1891, autorisé l'exploitation et la vente des eaux minérales iodées de la Source de Choranche, près Pont-en-Royans (Isère).

PARC ET ÉTABLISSEMENT THERMAL

Le parc, de forme rectangulaire, d'une contenance d'un peu plus de deux hectares, est longé au nord, sur une longueur de 250 mètres, par la route de Pont-en-Royans à Villard-de-Lans; il descend en s'inclinant légèrement au midi où il est, de ce côté, limité par l'agréable torrent de la Bourne.

Au centre de ce parc très ombragé s'élève un établissement thermal modèle. Complètement remis à neuf, tenu avec le plus grand soin, il répond parfaitement aux exigences de l'hygiène et de la technique thermale modernes.

On y trouve une buvette, des cabines de bains ordinaires et de luxe, des salles de douches chaudes et froides, une chambre d'inhalations chaudes, une chambre d'inhalations froides, des cabines spéciales pour gargarismes, pulvérisations, bains locaux de jambes, de pieds, etc., bains et douches nasales. L'eau sulfureuse arrive à ces différents appareils munie de tous ses principes, avec toute son efficacité.

Au bord du parc, de l'autre côté de la route du Villard-de-Lans, existe un bel et vaste hôtel, « l'Hôtel Continental et des Bains », de premier ordre, complètement remis à neuf cette année par ses nouveaux propriétaires, offrant tout le confort moderne désirable. Quarante-cinq chambres sont mises à la disposition des baigneurs, touristes et passagers. Dans le parc, les baigneurs trouveront de nombreuses distractions de plein air : tennis, jeux de boules, jeux de croquet, pêche à la truite et de beaux ombrages où ils pourront se reposer le corps et l'esprit, tout en admirant tout autour d'eux un paysage d'un pittoresque rare. La saison thermale commence le 1er mai et se termine fin octobre La durée normale de la cure thermale est de trois semaines environ. Dans beaucoup de cas, elle peut et doit être prolongée bien au delà de cette limite, toute théorique.

Le service médical de la station thermale est assuré par M. le Docteur Rochaix, de Pont-en-Royans, qui, à l'établissement même, se tient chaque jour à certaines heures à la disposition des baigneurs.

Indications des eaux sulfureuses iodées de Choranche

I. — Affections des voies respiratoires et annexes. — Le traitement de certaines de ces maladies constitue l'indication la plus importante et la plus fréquente de la cure sulfureuse.

Ce sont surtout les catarrhes purulents qui peuvent bénéficier de la cure sulfureuse. « Le pus appelle le soufre », a-t-on dit justement.

Coryza purulent chronique de la voûte du cavum et des pavillons tubaires,
Laryngite muco-purulente chronique,
Catarrhes trachéo-bronchiques purulents,
sont le triomphe des eaux sulfureuses.

Parmi les affections de cette catégorie, on peut énumérer :

Rhinite hypertrophique,
Rhinite catarrhale chronique,
Catarrhe naso-pharyngien,
Pharyngite humide,
Végétations adénoïdes,
Laryngites catarrhales professionnelles,
Hypertrophie des amygdales,
La rhino-trachéo-bronchite descendante,
Les lésions pulmonaires des vésiqués (intoxications par l'ypérite et l'arsine,
Les bronchorrées,
Les bronchites chroniques et leurs aboutissants : dilatation des bronches et emphysème.

Presque toutes les affections chroniques des bronches et du poumon (sauf cependant certaines qui constituent des contre-indications absolues) sont peu ou prou justiciables de la cure sulfureuse. Dans les affections des muqueuses aériennes, « plus le catarrhe est humide, plus il est purulent, plus il est justiciable du soufre ».

Enfin, soulignons que la cure sulfureuse améliore considérablement cette affection très pénible et rebelle qu'est l'ozène. On peut rattacher à ce groupe de maladies les affections de l'oreille qui ont une origine rhino-pharyngée ; les catarrhes de la trompe et de l'oreille moyenne sont très améliorés par la cure sulfureuse.

II. — MALADIES DE LA PEAU. — Le soufre est en quelque sorte le médicament spécifique de affections cutanées chroniques.

Affections cutanées à forme humide. — C'est surtout l'*eczéma* chez un malade lymphatique, scrofuleux, herpétique non irritable, et c'est surtout l'*eczéma séborrhéique* et l'*eczéma impétigineux*, les formes torpides de l'eczéma localisé au pourtour des orifices naturels (nez, oreilles, bouche, anus, scrotum, grandes lèvres), l'*herpès* récidivant, l'*acné*, qui est une des grandes indications du soufre ; certaines autres dermatoses à staphylocoques : *furonculose* et *sycosis ;* certaines autres dermatoses à streptocoques : *impetigo, intertrigo,* dermite des enfants.

Affections cutanées à forme sèche. — Urticaire des enfants, urticaire récente des adultes (les formes chroniques sont plus rebelles) ; pityriasis des régions glabres, du cuir chevelu et de la barbe ; pityriasis versicolor, psoriasis.

Ajoutons à cette énumération : ulcère variqueux, pelade.

III. — MALADIES DE LA NUTRITION GÉNÉRALE. — *Rhumatisme chronique.* — Dans toutes ses modalités (héréditaire ou acquis, consécutif à du rhumatisme aigu, à la goutte, à une maladie infectieuse, à la gonococcie, etc.) et quelle que soit sa localisation : articulaire (déformations, ankyloses, raideurs, épaississements périarticulaires), synovial, musculaire (le lumbago en est le type), ou névralgique (sciatique, etc.).

Dans la plupart de ces cas, la cure thermale devra être très prolongée, surtout dans les cas anciens et tenaces.

A côté de ces trois grandes indications de la cure sulfureuse que nous venons d'exposer ci-dessus, on peut citer d'autres indications d'ordre secondaire.

Certaines affections urinaires : uréthrite et cystite gonococcique, catarrhe vésical, pyélonéphrite chronique.

Certaines affections gynécologiques : vaginites chroniques, métrites chroniques, salpingo-ovarites chroniques, paramétrites, suites de couches, stérilité.

Certaines affections chirurgicales : plaies anfractueuses, plaies et ulcérations atones, trajets fistuleux.

Certaines maladies générales : lymphatisme, scrofulo-tuberculose torpide, adénopathies, intoxication par le plomb, anémie, chlorose, atonie.

Contre-indications des eaux sulfureuses de Choranche

Si la cure sulfureuse est capable d'améliorer et de guérir un grand nombre de maladies en général chroniques, il ne s'ensuit pas que la cure sulfureuse soit à conseiller à n'importe qui, pour n'importe quoi et n'importe comment. La cure doit être rigoureusement réglée dans ses modalités et sa progression ; cela est le rôle du médecin thermal, sous la surveillance duquel le malade doit se mettre dès le début de la cure.

En dehors de la possibilité de cas individuels d'intolérance et des non-indications de la cure, il existe des contre-indications absolues que nous énumérons ci-dessous :

Les maladies aiguës ;
Le cancer ;
L'hypertrophie du cœur avec dilatation de ses cavités ;
L'artério-sclérose avancée, les lésions valvulaires mal compensées, l'éréthisme circulatoire, les anévrismes ;

Les tuberculoses pulmonaires, osseuses, laryngées, etc. ;
La goutte ;
Les lithiases biliaires et rénales ;
Les névroses : épilepsie, hystérie ;
Les altérations profondes du foie, des reins et de l'estomac ;
L'hypertension artérielle ;
Le nervosisme ;
Les prédispositions aux congestions, aux hémorragies (hématémèses, hémoptysies ;
L'éréthisme nerveux ;
L'extrême vieillesse et la première enfance ;
La période menstruelle et la grossesse ;
Les dermatoses irritables ;
Les poussées aiguës dans les arthropathies de toute nature (rhumatisme, goutte, etc.) ;
Les maladies des voies respiratoires à forme spasmodique et congestive : rhume des foins, coryza hyperhémique, asthme vrai.

PROMENADES ET EXCURSIONS
à CHORANCHE-LES-BAINS
ET DANS SES ENVIRONS

La station thermale de Choranche-les-Bains se trouve dans un site ravissant, un des plus beaux du Dauphiné et du Vercors.

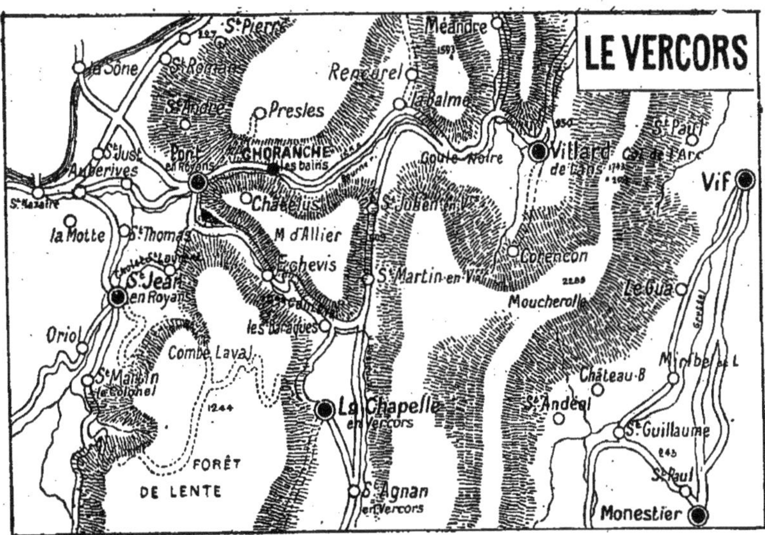

Elle est un centre d'excursions des plus pittoresques. Les baigneurs et les touristes qui stationneront au Grand Hôtel des Bains trouveront là des distractions utiles et agréables par l'étude ou la contemplation des paysages les plus variés, et des merveilles que la nature s'est plue à accumuler dans ce pays montagneux.

a) PROMENADES ET EXCURSIONS A PIED

La Bourne. — Nombreuses et variées sont les promenades qu'on peut faire sur la rive escarpée de la Bourne. La Bourne est une rivière remarquable par ses eaux à la couleur d'émeraude et par ses truites si recherchées. Elle prend sa source à Autrans et à Lans, descend la vallée qui va du village de Lans à Pont-en-Royans, passe le long du parc de l'Etablissement thermal et va se jeter dans l'Isère à Saint-Nazaire. Son aspect est tout différent, suivant qu'on la regarde en montagne ou en

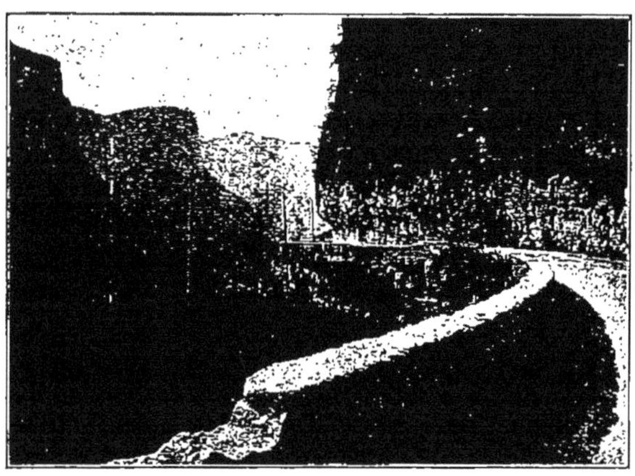

GORGES DE LA BOURNE

plaine. Dans la plaine, la Bourne, assagie, étale doucement ses belles eaux bleues-vertes et limpides, tandis que dans les gorges étroites du défilé qui mène au Villard-de-Lans, elle mugit, bouillonne, écume au milieu du chaos de rochers éboulés qui obstruent son lit.

Village de Choranche. — Le village de Choranche se trouve à deux kilomètres de la station thermale. Il est curieux à voir, avec ses vieilles maisons, toutes rapiécées, avec ses remparts de rochers qui le dominent à pic, avec ses cascades qui jaillissent de tous côtés. Tout peintre qui vient dans la région veut le cou-

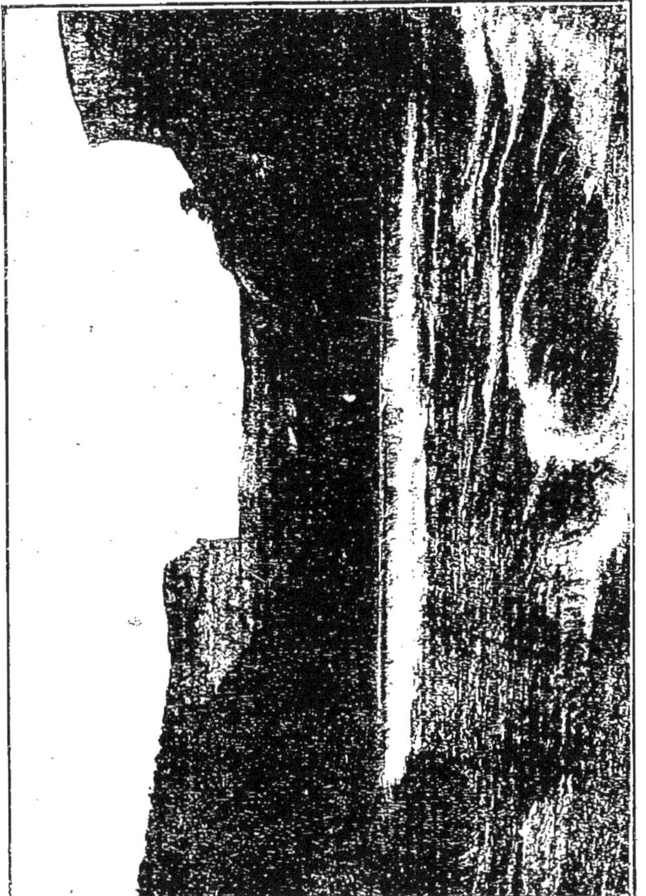

LA BOURNE A CHORANCHE

cher sur sa toile. Tout poète veut le chanter, à plus forte raison, les poètes du pays. Ecoutez ces vers d'un de ses habitants :

CE QUE J'AIME

Ce que j'aime, c'est le pays où je suis né ;
Avec ses vignes, il a perdu sa richesse ;
De toutes parts, on n'aperçoit qu'un sol ruiné,
Malgré cela sa vue me remplit d'allégresse.

J'aime son cimetière, sur un torrent penché,
Son village avec ses vieilles chaumières grises,
Sa petite église, avec son humble clocher ;
Ils disent à mon âme des choses exquises.

J'aime ses fiers rochers, qui dressent vers le ciel
Leur tête de corail aux formes gracieuses.
J'aime ses torrents brillants comme le soleil,
Ses pins, ses bois touffus, ses cascades mousseuses.

Souvent le touriste admire ses pics géants,
Où l'aigle niche, que l'immensité couronne,
Et contemple avec effroi ses gouffres béants,
Où l'onde emprisonnée mugit et tourbillonne.

Des pays que j'ai vu, le mien est le plus beau.
Quand je suis loin de lui, son souvenir m'attire,
Comme le nid attire le petit oiseau,
Et m'encourage de son paternel sourire.

Nulle part, les buis n'ont le parfum de ses buis,
Ni les eaux la douceur des eaux sulfureuses,
Qui rendent joyeux et forts les baigneurs ravis ;
Nulle part aussi, des grottes si mystérieuses.

Tous les êtres m'y sont plus qu'ailleurs indulgents,
Je m'y sens accueilli des choses et des hommes ;
Ses sobres habitants, qui sont de braves gens,
Me font goûter leurs vins et leurs pommes.

Dans le patois du pays, je cause avec eux ;
C'est avec amour qu'ils me parlent de leurs vignes,
De la truite de la Bourne, qu'ils sont heureux
De voir prendre au filet, ou mordre à leurs lignes.

Enfants d'un même pays qui nous est bien cher,
Je vois à leur accent, leur parole et leur geste,
Que Dieu nous fit ressemblants, par l'âme et la chair,
Afin qu'entre eux et moi toujours l'amitié reste.

C'est au pays natal qu'on verra mon tombeau,
Au pays natal, on fermera ma paupière ;
En attendant, je prie Dieu qui l'a fait si beau
De lui rendre ses vignes, son vin de naguère.

Pont-en-Royans *(à 2 kil. de la station).* — Pont-en-Royans est la ville aux maisons suspendues. Rien n'est plus curieux que ces maisons bâties sur les rochers qui surplombent le lit de la rivière. Cela nous donne une idée de la hardiesse des gens de ce pays, qui vivent et dorment tranquilles dans des maisons flanquées sur des abîmes.

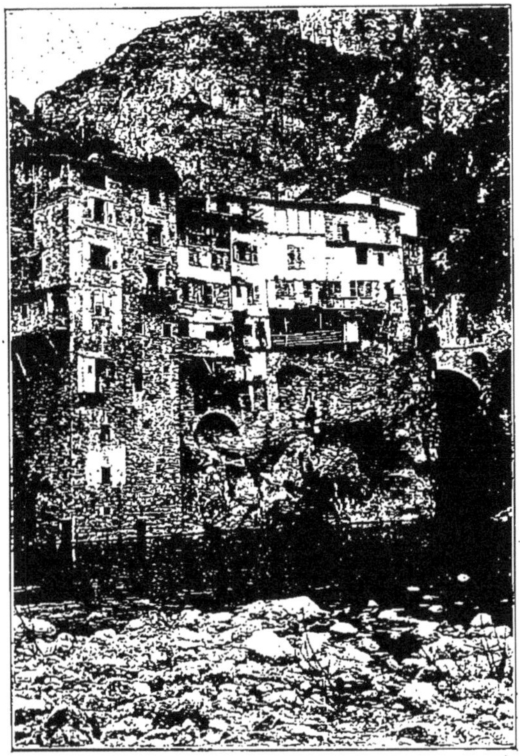

MAISONS SUSPENDUES DE PONT-EN-ROYANS

Ancienne capitale du Royans (850 habitants), elle est située au pied d'une muraille de rochers escarpés séparés par un gouffre au fond duquel la Bourne roule ses eaux torrentueuses. Un pont dominant de 50 mètres le lit de la rivière réunit les deux parties de cette ville pittoresque. Un joli jardin sert de promenade aux Pontois et de lieu de réunion aux touristes.

Le Barrage (à 4 kil.). — Pour arroser une région de la Drôme qui se trouvait privée d'eau, on a fait, entre Pont-en-Royans et Auberives, un canal passant par Saint-Nazaire sur un aqueduc gigantesque, pour ensuite traverser une montagne par un tunnel de plusieurs kilomètres. Ce canal est alimenté

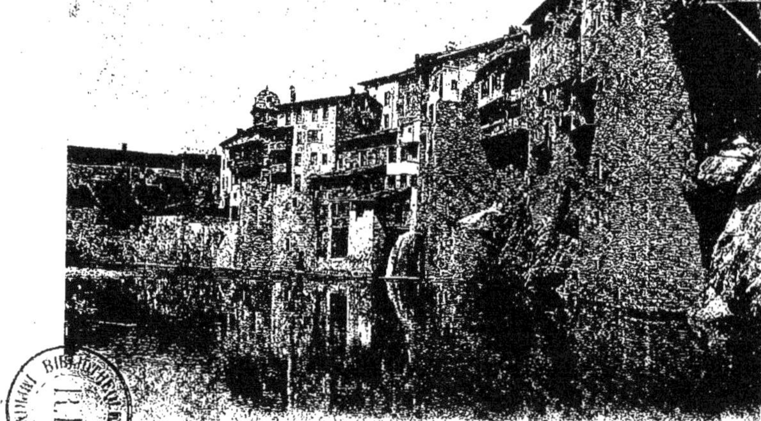

LE LAC ARTIFICIEL

par un barrage qui refoule les eaux devant Pont-en-Royans, sur une longueur de 3 kilomètres. Ainsi est formé un joli lac artificiel, sur lequel on fait des promenades en barque. Au-dessus du barrage se trouve une passerelle en fer qui permet au touriste de revenir à Choranche-les-Bains par l'autre rive du lac.

Les trois châteaux. — Au-dessus de la ville de Pont-en-Royans on voit les ruines de l'ancienne forteresse qui dominait la ville. Cette forteresse était la clef de la région ; pour la pos-

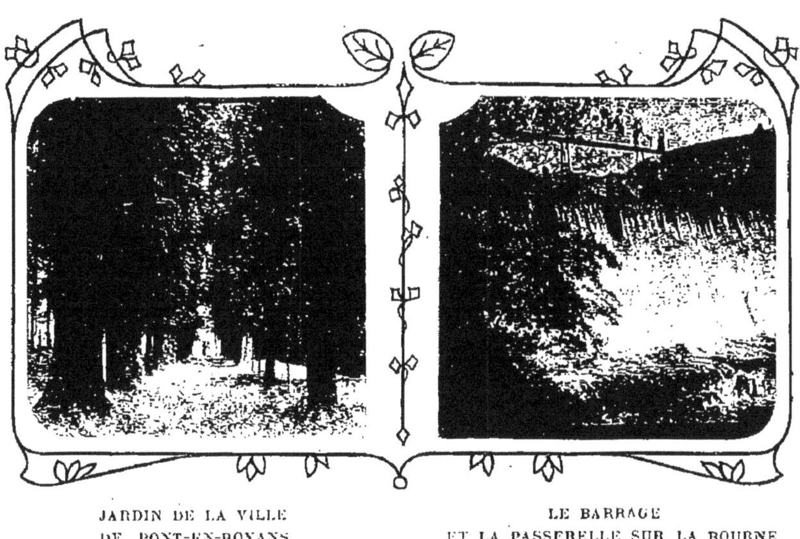

JARDIN DE LA VILLE DE PONT-EN-ROYANS

LE BARRAGE ET LA PASSERELLE SUR LA BOURNE

séder, catholiques et huguenots se sont livrés des combats acharnés. L'ascension se fait en une demi-heure. Arrivé au sommet on ne regrette pas sa peine. Au couchant, on a une vue superbe, vue sur la plaine de l'Isère ; au levant, on domine, par un à pic de 300 mètres, le lit étroit de la Bourne.

Le col de Méselier. — Le col de Méselier s'aperçoit, bien en face de l'établissement thermal. On le gravit en une heure à

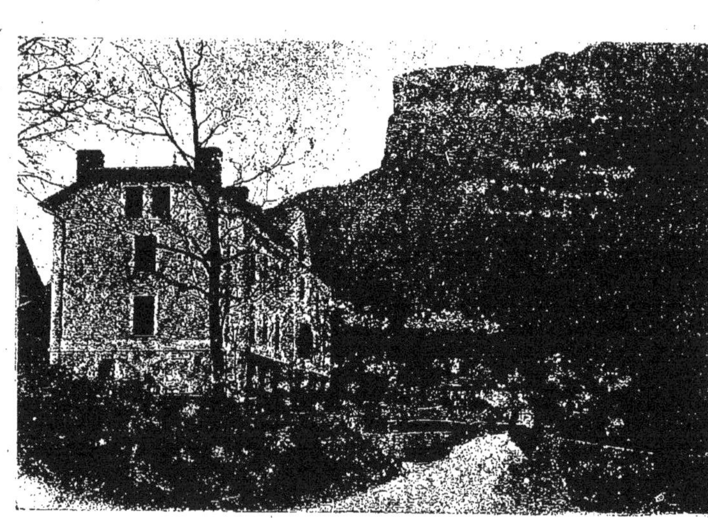

L'HOTEL CONTINENTAL ET LE PIC DE COURNOUZE

peine. Au sommet, on domine la vallée de la Bourne et la vallée de la Vernaison. On peut revenir par les petits goulets dont on aperçoit le dernier tunnel, du col.

Cournouze *(1.222 d'altitude).* — En face de l'établissement, un peu à gauche, se dresse fièrement le pic de Cournouze, point culminant de la montagne de l'Allier. En le prenant par le col de Méselier, il est très accessible.

Rochers de Presles *(Serre-Cocu, 1.015 d'altitude).* — Derrière l'établissement, se dessinent les rochers de Presles. Une route de dix kilomètres, en lacets, y conduit. Là-haut, la vue est fort belle ; au bas, la Bourne ne paraît plus qu'un mince ruisseau, perdu dans la verdure. En aval, se voient les premières maisons de Pont-en-Royans, enserrées entre les rochers, et derrière le plateau de Sainte-Eulalie, Saint-Laurent-en-Royans, etc. Sur la gauche, la masse imposante de Cournouze et, dans le fond, la montagne de Larps, etc. Le village se trouve à un quart d'heure sur le plateau. Sur sa gauche, à 20 minutes, le pic de Serre-Cocu (Altitude, 1.015 mètres). C'est le point culminant de la région, d'où l'on peut le mieux admirer une vue d'ensemble sur le Royannais et le Vercors, avec, dans le fond, la ligne déchiquetée des Alpes, qui va de la Moucherolle au grand Veymont.

LES GROTTES DE CHORANCHE-LES-BAINS

A trois quarts d'heure du village de Choranche, aux pieds des rochers de Presles, sont situées ces magnifiques grottes, offrant le spectacle grandiose et saisissant des œuvres mystérieuses de la nature. M. Armand Pouget, membre du T. C. F., enthousiasmé par une visite à ces grottes, exprime ainsi son impression :

« Dans cette superbe région du Royannais, si riche en curiosités naturelles, où chaque détour de route vous révèle des merveilles, il ne faudrait pas croire que, seules, les cimes escarpées soient capables de retenir le regard des visiteurs.

« Touristes pédestres, automobilistes et cyclistes, vous passez à côté du sublime et vous ne vous arrêtez pas !

« A Choranche, dans cette admirable vallée de la Bourne, au pied des contreforts des montagnes de Presles, on peut voir des merveilles de la nature et le travail obscur de ceux qui, pendant des siècles, ont accompli, sans le secours d'un architecte, des chefs-d'œuvre incomparables et qui frappent de stupeur le visiteur, même le plus sceptique.

« Bien au milieu du village de Choranche, vous prenez un sentier qui, en trois quarts d'heure, vous amène devant trois grottes, trois phénomènes géologiques, très différentes les unes des autres. »

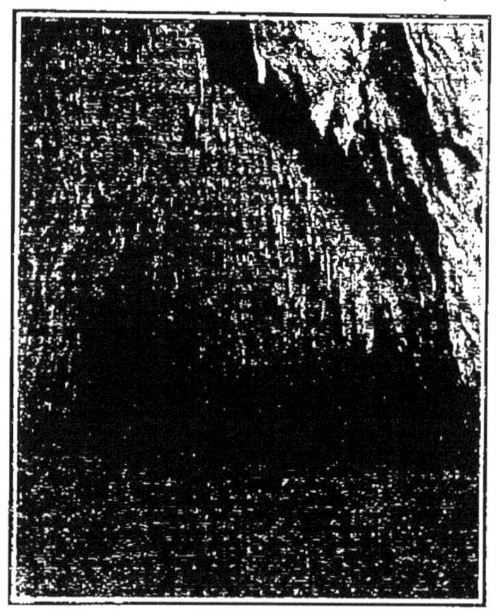

GROTTE DE GOURNIER

Grotte de Gournier *(à une heure de la station).* — Gournier veut dire gouffre noir, dans le patois du pays. Cette grotte ne pouvait être mieux dénommée. C'est un gouffre de 200 mètres environ de profondeur et de 30 mètres de largeur, entièrement occupé par les eaux, ayant 7 à 8 mètres de profondeur. La voûte est immense, haute comme le cintre d'une cathédrale et d'une majesté indéfinissable. Elle est toute décorée par des concrétions de toute beauté. A droite du lac, débouche une autre grotte qui fut autrefois un affluent. Il reste des stalactites et stalagmites couleur de ciment.

A cinq minutes, à droite, par un étroit sentier, on accède à la grotte merveilleuse de Coufin.

Grotte de Coufin. — Elle est ainsi appelée parce qu'il faut baisser le cou pour rentrer. La voûte d'entrée est si basse qu'il faut se tenir courbé pendant 7 à 8 mètres, en longeant un lac formé par deux rivières souterraines, l'une venant de droite, l'autre de gauche. Soudain la voûte s'élargit, et on a devant soi une salle immense, d'une hauteur prodigieuse, et on arrive sur une plage étendue, dont le sable fin et velouté vous fait penser aux plages du Nord. C'est alors seulement que le visiteur est véritablement émerveillé. Deux torrents arrivent de deux galeries interminables. Il aperçoit, de distance en distance, des stalagmites étincelants, apparaissant comme des piliers énormes pour soutenir les voûtes titanesques, d'où pendent des millions d'aiguilles transparentes, d'une longueur de 4 à 5 mètres. On se croirait dans un palais du rêve. C'est la demeure des fées artistes. On sort enchanté de ces labyrinthes, avec la vision que la nature travaille sans arrêt et toujours avec la plus pure esthétique.

On complète l'excursion par la visite de Balme Etrange.

Grotte de Balme Etrange. — Toujours en longeant le rocher, à droite, on arrive à la grotte de Balme Etrange. Au contraire des autres, c'est une grotte sèche. C'est l'emplacement d'un ancien affluent, qui a pris une autre direction. On y trouve des formations étranges, des stalagmites de 12 à 15 mètres d'élévation : leurs cristallisations scintillent de mille feux aux lumières.

Visite des grottes. — La clef des grottes est déposée chez M. Adrien Odier, membre du Syndicat d'initiative. Pour conduire les visiteurs et surtout pour éviter des déprédations regrettables, trop souvent constatées, les touristes devront toujours être accompagnés d'un guide. On remet aux touristes un ticket d'entrée ; prix : 2 fr. par personne. Le prix du guide est de 6 francs par groupe de 1 à 8 personnes. Il est recommandé à chaque visiteur de se munir d'une bougie ou de feux de bengale *sans fumée*, les seuls permis à l'intérieur.

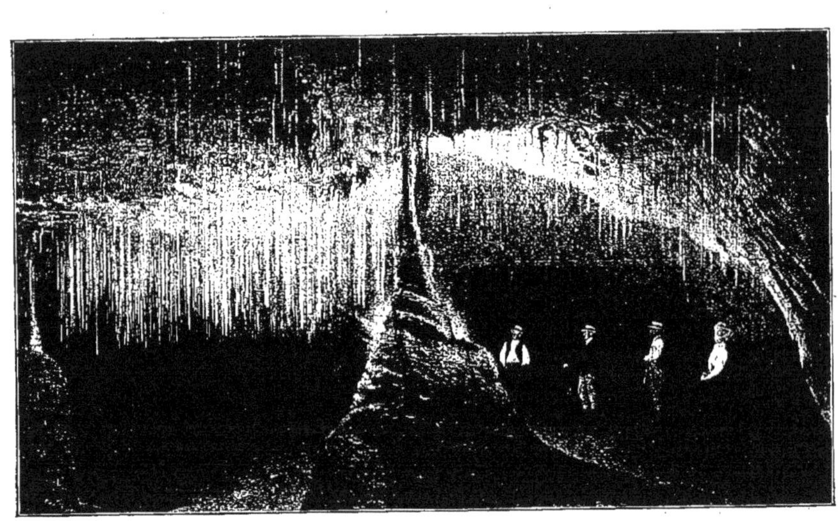

GROTTE DE COUFIN, A CHORANCHE

***Grotte de Bournillon** (à 2 heures de la station).* — Un article, fait par Henri Second et publié par les *Alpes Pittoresques*, nous peint cette grotte, nous le reproduisons, ne pouvant mieux dire :

« La grotte de Bournillon, d'où sort la rivière du même nom, est d'une étendue considérable. Elle est particulièrement intéressante à cause de sa rivière souterraine, l'une des plus importantes de ce genre, de France et même d'Europe, comme l'a constaté M. Martel. Cette rivière qui, à l'intérieur des galeries creusées par ses eaux, bondit en cascades et coule à des profondeurs parfois vertigineuses, a pour exutoire l'entrée de la grotte de Bournillon.

« Cette entrée est d'une ampleur formidable, dont l'allure monumentale est absolument indescriptible. La voûte s'élève à plus de 100 mètres et, partout, le rocher a une teinte rose qui donne à cette immense nef de cathédrale naturelle, un agréable et poétique reflet de soleil couchant. Ajoutons que ladite entrée est située dans l'un des plus splendides paysages alpestres que l'on puisse rêver, au centre même de cet admirable cirque de Saint-Julien qui, pour être moins connu, n'en est pas moins digne d'être comparé au fameux cirque de Gavarnie, dans les Pyrénées.

« Non loin de l'entrée de la grotte, une cascade s'élance d'une paroi de rochers à pic et tombe ainsi en poussière de diamant, d'une hauteur verticale de plus de 400 mètres. »

***Grotte de Cournouze** (à 3 heures de la station).* — Cette grotte est située presque au sommet de la montagne de Cournouze, en face le cirque de Choranche-les-Bains. Elle est facilement accessible, par un sentier en bon état. A 50 mètres après l'église de Châtelus, monter droit au rocher. On rencontre bientôt le chemin aboutissant au-dessus du mamelon qui masque la vallée de la Bourne. Incliner sur la droite, et vers la fin du sentier, à travers les buis, grimper les cinquante mètres un peu raides qui séparent de l'entrée de la grotte.

C'est une des plus belles grottes à stalactites de la vallée de la Bourne. Son entrée est majestueuse. On descend, au lieu de monter, comme à Bournillon. Laissons parler M. Henri Second :

« On s'enfonce dans les profondeurs mystérieuses et menaçantes de la terre, vers un inconnu dont on frissonne volontiers d'avance : c'est vraiment la Descente aux Enfers des anciens, à laquelle il ne manque que le Styx et la barque à Caron. Mais, à l'intérieur, quelle suite ininterrompue de merveilles, sur un parcours de plus de

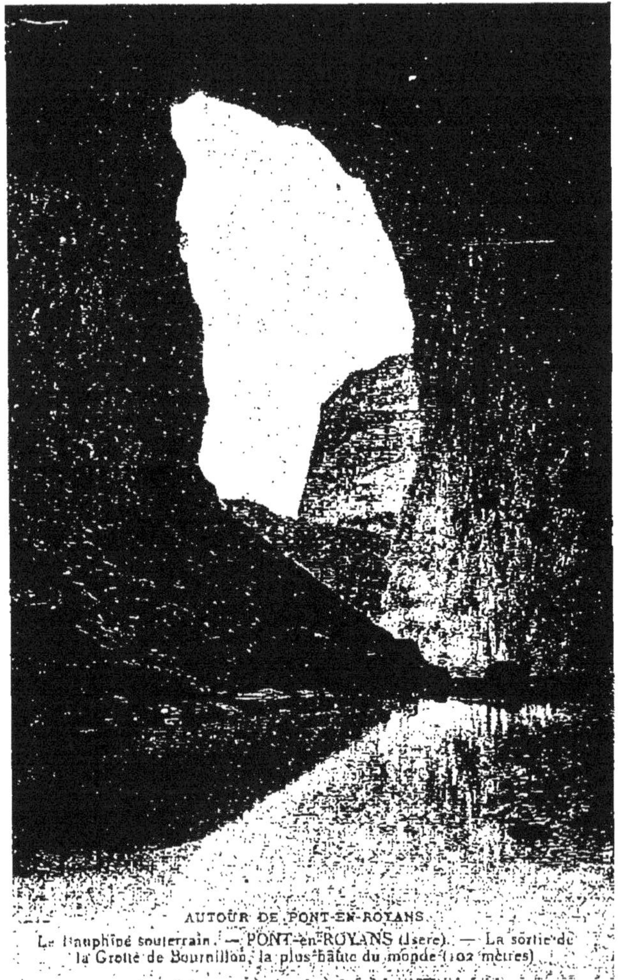

AUTOUR DE PONT-EN-ROYANS

Le Dauphiné souterrain. — PONT-en-ROYANS (Isère). — La sortie de la Grotte de Bournillon, la plus haute du monde (102 mètres)

200 mètres! Quelles étourdissantes, quelles éblouissantes fantaisies de la nature! Stalactites et stalagmites, de dimensions parfois colos-

sales, y prennent les formes les plus variées, les plus inattendues. Ici, c'est un obélisque de plus de 6 mètres, auprès d'un entassement qui ressemble à un autel, recouvert et encadré de dentelles de pierre.

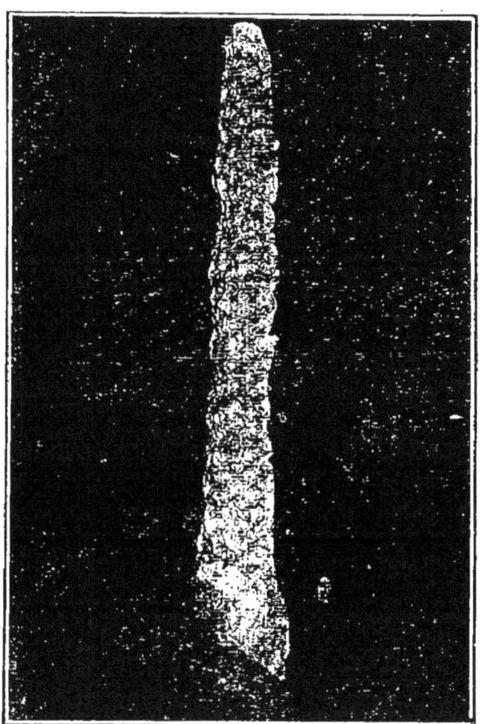

GROTTE DE COURNOUZE
(SUPERBE COLONNE DE STALAGMITES DE 6 MÈTRES DE HAUTEUR)

« Là, c'est un bénitier, artistiquement ciselé, enrichi d'arabesques cristallines, où s'égoutte et se conserve une eau d'une pureté idéale et d'une fraîcheur délicieuse.

« Plus loin, c'est une vaste salle où, dans un tohu-bohu de colonnes audacieuses et élégantes, dont quelques-unes sont renversées et à demi-brisées, on croit voir les ruines d'un palais hindou, les vestiges énigmatiques de quelque civilisation gigantesque, antérieure à notre histoire.

« Et partout, entre toutes les parois de tous les plafonds, situés, le plus souvent, à des hauteurs vertigineuses, flottent et descendent les ornementations les plus fantastiques, les plus invraisemblables, les plus magnifiques. »

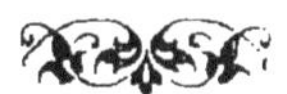

b) PROMENADES ET EXCURSIONS

EN VOITURE OU EN AUTO

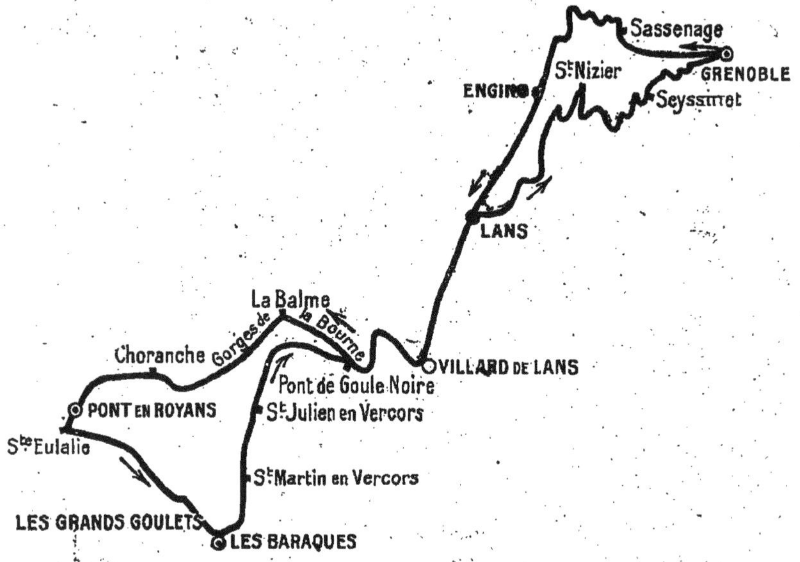

***Les Grands et les Petits Goulets** (Circuit de 40 kil.).* — Les Grands et les Petits Goulets font l'admiration de tous ceux qui les visitent. Ce sont des défilés d'aspect imposant et sauvage, au lit rocailleux. La route, d'une construction hardie, ne franchissant que tunnels, galeries ou ponts, longe cet abîme, en dominant le torrent à une très grande hauteur. Pour avoir une impression bien vive des Goulets, il faut les voir à la montée, c'est-à-dire il faut les prendre par Sainte-Eulalie (4 kil. de la station), pour déboucher brusquement, après l'obscurité et le resserrement des derniers rochers et tunnels, dans la verte et large vallée, brillamment éclairée, du Vercors, au hameau des

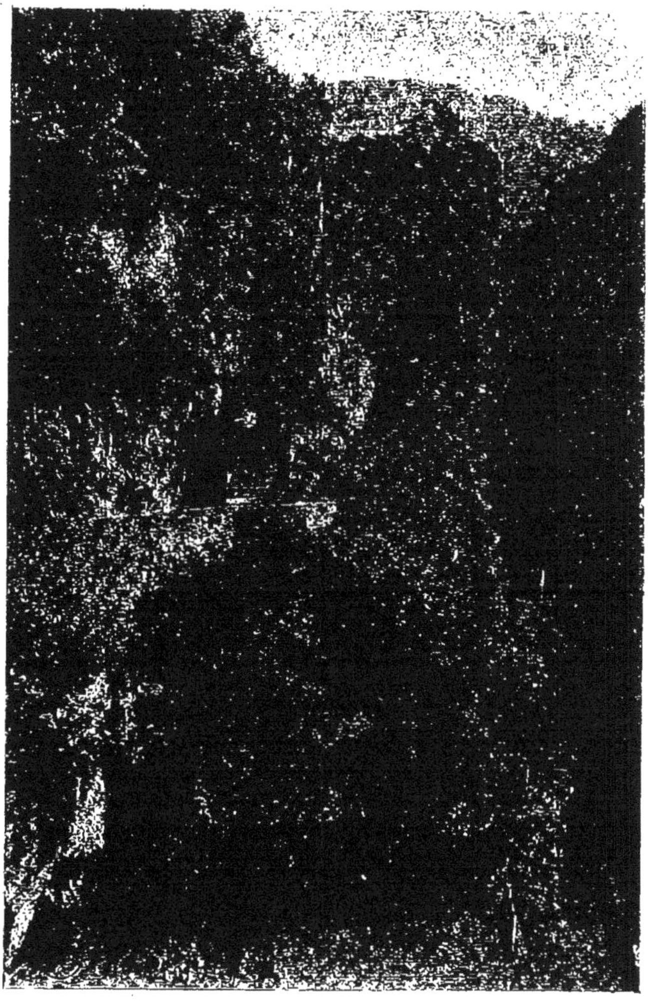

LES GRANDS GOULETS

Barraques. Puis, prenant la gauche, on traverse les pittoresques villages de Saint-Martin et de Saint-Julien-en-Vercors,

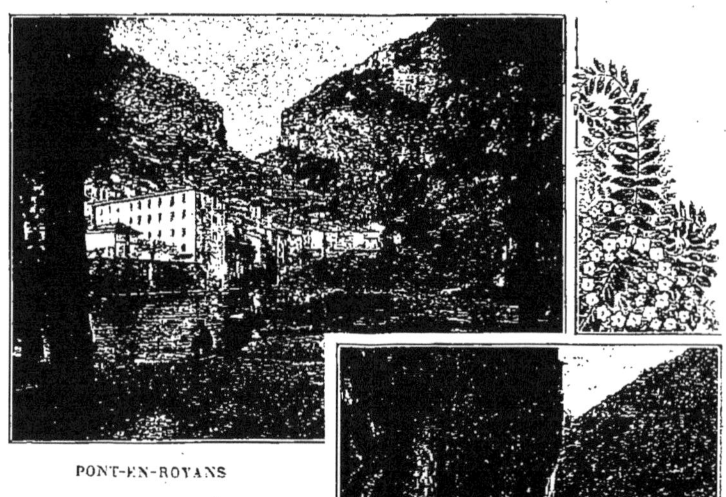

PONT-EN-ROYANS

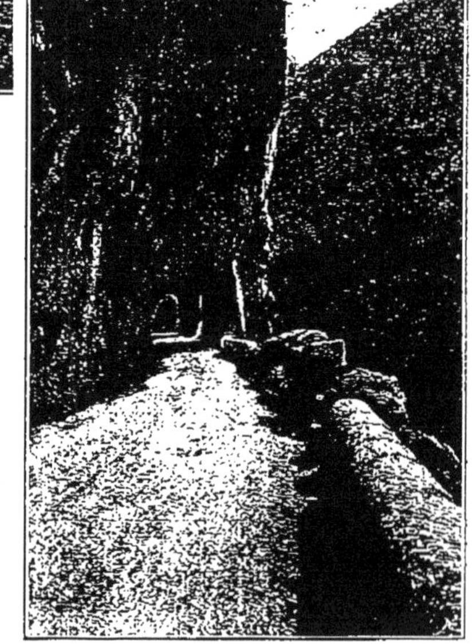

LES GRANDS GOULETS

on vient tomber sur la vallée de la Bourne, au pont de la Goule Noire. De là, on descend à Choranche-les-Bains, en suivant les gorges de la Bourne. Cette descente présente un spectacle inoubliable qui impressionne vivement le touriste.

La forêt de Lente *(Circuit de 80 kil.)*. — La forêt de Lente, en Royans (Drôme), l'une des plus belles de France par ses plantations, la plus curieuse et la plus pittoresque par ses sites accidentés, est un ancien domaine de la chartreuse de Bouvante, disparue à la Révolution. Elle couvre plus de 5.000 hectares d'un seul tenant. Des routes et des chemins la sillonnent dans tous les sens. La forêt couvre un vaste plateau, ou mieux, une vaste cuvette inclinée du sud au nord et se relevant tout autour, jusqu'à des sommets lui faisant un grandiose rempart, couronné de crêtes tourmentées, extrêmement pittoresques. Pour faire cette excursion, on peut passer par les Grands Goulets et descendre sur Saint-Jean-en-Royans, par la route de Combe-Laval. Cette route est une merveille d'art et de hardiesse. Elle pénètre, vertigineuse, accrochée, taillée à vif dans la muraille verticale des rochers, à plus de 500 mètres au-dessus du torrent, dont on distingue difficilement les eaux.

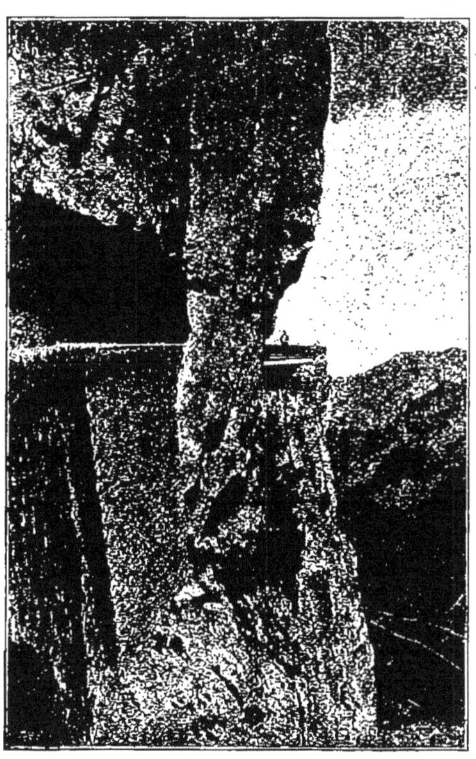

ROUTE DE COMBE LAVAL. LE GRAND A-PIC

Les rares maisons (tourneries, filatures), au fond du précipice, semblent de frêles châlets, jouets d'enfants. A gauche, la vue sur les plaines du Royans et de l'Isère est merveilleuse. On distingue spécialement : *Saint-Laurent*, *Sainte-Eulalie*, *Pont-*

en-Royans, *Saint-Marcellin* et de nombreux villages, éparpillés dans ce vaste et merveilleux horizon, d'une grandeur sauvage et impressionnante.

La route se poursuit ainsi suspendue pendant 3 kilomètres; on a, au-dessus de soi, des pics gigantesques de rochers et parfois des éboulis inclinés, couverts de végétation, retenus à droite par des branches enchevêtrées. On passe sous des tunnels et des encorbellements et l'on traverse des vides vertigineux, sur des ouvrages d'art, trait d'union de la route, d'un rocher à l'autre.

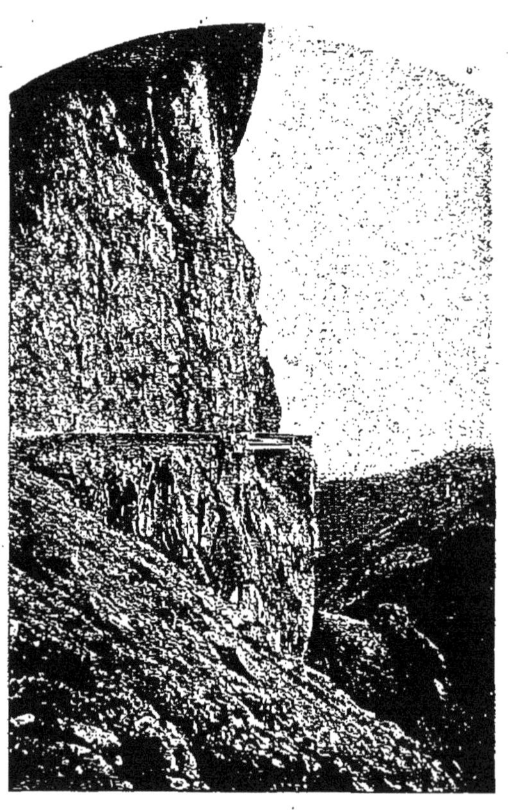

COMBE-LAVAL. ROUTE DE LENTE

Le col de Rousset *(alt. 1.330 m.. circuit de 118 kil.).* — On franchit le col de Rousset par un tunnel de 640 mètres de longueur. Avant la construction de la route, on franchissait le col proprement dit (1.411 m. d'alt.), par un chemin muletier, qui, d'ailleurs, existe toujours, conduisant aux pâturages de la montagne de Beure, où paissent, en été, des troupeaux de moutons venus de la Crau et de la Camargue.

On s'engage dans le tunnel, fermé de ce côté par de puissantes portes, les jours de grands vents. (Se couvrir, si l'on a chaud; il fait très frais dans le tunnel; allumer les lanternes des voitures et des autos.) C'est en tâtonnant que l'on marche, souvent dans la boue, éclairé par de rares lampes et en se guidant sur le trou lumineux de la sortie, qui semble bien long à atteindre.

On sort sur le versant Diois, débouchant sur une terrasse offrant une *vue extrêmement belle* et saisissante de contraste et de lumière. On se trouve en face d'un cirque immense, fermé à l'ouest par les rochers de *Chironne* (1.529 m.), couverts de pâturages; à l'est, par ceux de *But Sapiau* (1.531-1.620 m.), et au nord, par les pentes en forme de col de la montagne de *Nève* (1.658 m.). Au sud, c'est presque l'infini avec, au premier plan, l'immense évasement du cirque formé par ces montagnes, où serpente la route en lacets nombreux, interminables, s'identifiant aux vallonnements boisés ou formés d'éboulis et dévalant ainsi jusqu'à Die, dont l'agglomération est cachée derrière la montagne de *Baise* (973 m.), qui ferme le fond de la petite vallée.

De la terrasse de l'hôtel-refuge, on pourra observer (jumelles à l'hôtel) au loin, la vallée de la Drôme au lit caillouteux et les montagnes du Diais, qui fuient à perte de vue en une sorte de moutonnement.

Le site est merveilleux, on ne peut se lasser de le contempler.

L'ancien refuge existait autrefois à 200 mètres à droite de la sortie du tunnel, sur le bord de la route, près de la fontaine; il fut écrasé, en 1888, par une avalanche; sept personnes sur huit périrent dans cette catastrophe.

On peut se rendre, de Choranche-les-Bains au col de Rousset, soit par les gorges de la Bourne jusqu'au pont de la Goule Noire où l'on prend, à droite, la route de Saint-Julien, Saint-Martin, les Barraques, soit par les gorges de la Vernaison, Petits Goulets, Grands Goulets, les Barraques. Là, on prend à droite la route de la Chapelle-en-Vercors, Saint-Agnan,

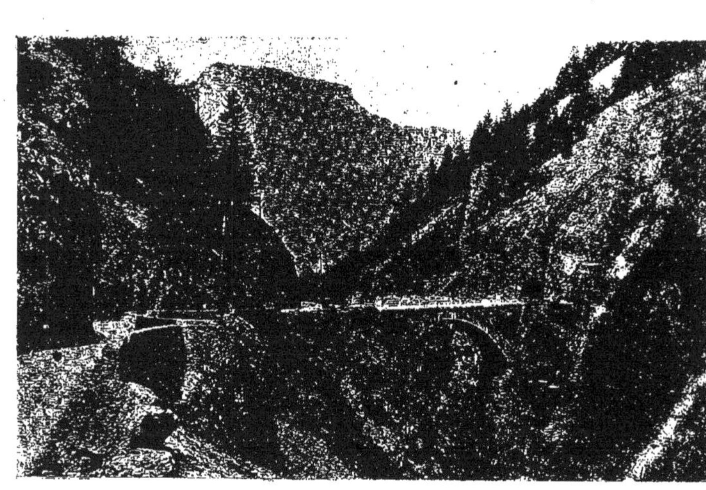

PONT DE LA GOULE NOIRE

col de Rousset. Retour par Vassieux, col de Lachaud, route de Combe-Laval, Saint-Jean-en-Royans, Saint-Laurent, Sainte-Eulalie, Pont-en-Royans.

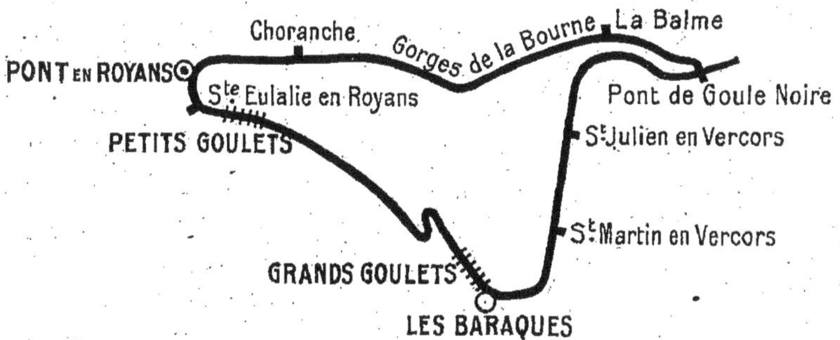

Les Ecouges (Circuit de 60 kil.). — Cette excursion est une des plus remarquables du Dauphiné. De Choranche-les-Bains, on monte les Gorges de la Bourne jusqu'à la Balme, qui est un nid de verdure au milieu des rochers (700 m. d'alt.) A gauche, la route, assez raide, s'engage entre les belles forêts de sapins et d'épicéas de Cordel et du Bichat, le long de jolis pâturages, et atteint Rencurel. De là, elle se dirige au sud pour traverser le hameau des Gilets. Elle franchit la Delouche au hameau des Repellins, puis le col de Romeyère (1.074 m. d'alt.), petit plateau où la Delouche et la Drevenne prennent leur source.

On quitte le premier de ces ruisseaux, affluent de la Bourne, et l'on entre dans la gorge de la Drevenne, qui se jette dans l'Isère.

On descend la rive gauche de ce torrent par des tunnels, des encorbellements, entre des rochers perpendiculaires d'une hauteur vertigineuse. On traverse, au rocher de l'Echelle, le torrent sur un pont, près d'une cascade de 150 mètres de hauteur. Et, « ... à près de 500 mètres apparaît tout à coup la vallée de l'Isère, vaste plaine remplie de noyers et de mûriers ;

au delà se dressent, vertes aussi, les hautes collines de la Côte-Saint-André. Dans les arbres, par les champs, par les prés, des hameaux, des villages, des bourgs, des petites villes aux toits rouges semblent semés. C'est une vue sublime, une de celles dont le regard ne peut se détacher. » (Ardouin Dumazet.)

Une descente continue de 7 kilomètres conduit des gorges de la Drevenne au village de *Saint-Gervais* et au hameau du *Port*. On peut de là, par Coquin, Izeron, Saint-Romans, regagner Pont-en-Royans et Choranche-les-Bains.

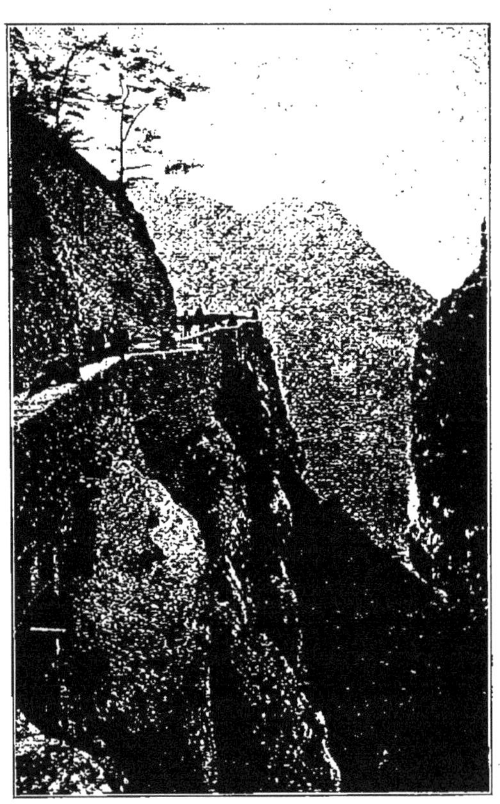

ROUTE DES ÉCOUGES

Les ruines de Beauvoir *(à 14 kil. de Choranche-les-Bains).* — Aller par le tunnel de Bluvinaille. Joli coup d'œil sur la vallée de l'Isère. Traversée de Saint-Romans, retour par Saint-André-en-Royans.

Séjour des dauphins, Beauvoir fut détruit par Louis XI lorsqu'il voulut enlever à la féodalité son antique indépendance. Suivant la tradition, ce fut d'une des fenêtres du château qu'une nourrice laissa tomber dans l'Isère le dauphin, fils unique de Humbert II, ce qui eut pour conséquence imprévue la réunion du Dauphiné à la France.

A voir : porte extérieure monumentale, tour carrée en partie démolie, magnifiques débris d'une chapelle ogivale, musée historique.

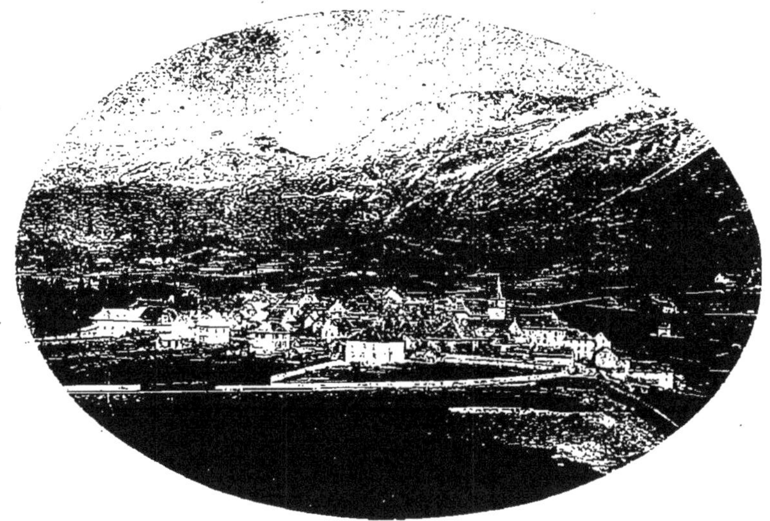

VILLARD-DE-LANS

Saint-Nizier *(Circuit de 120 kil. environ).* — Après avoir longé les rives de la Bourne, on débouche au Villard-de-Lans, qui est le bourg le plus important de cette région alpestre couverte de pâturages et de forêts; c'est aussi le principal centre de villégiature du massif du Vercors. De cette ville on gagne, en passant par Lans, le plateau de Saint-Nizier. On se trouve alors en face d'un panorama unique au monde.

A ses pieds, on a la ville de Grenoble, où brillent les méandres capricieux de l'Isère et du Drac; en face la vallée du

Graisivaudan et le mont Blanc ; à gauche, le massif de la Chartreuse ; à droite, la chaîne de Belledonne.

Retour par Grenoble et la rive gauche de l'Isère.

La Grande-Chartreuse. — La Chartreuse, c'est la montagne dans tout ce qu'elle a de grâce et de beauté aimable ; d'autres sites peuvent émouvoir davantage, mais aucun d'eux ne ravit à un tel degré. Sa végétation luxuriante est d'une puissance qui défie toute comparaison. Dans ses forêts où les sapins montent droit comme des piliers de cathédrale, la lumière semble tamisée comme par des vitraux. La Chartreuse connaît aussi la beauté des horizons ; le plus célèbre est celui qui s'offre au touriste à la descente du Sappey sur Grenoble, au débouché du col de Vence. L'étendue et l'harmonie de ce paysage en font un des plus beaux qui existent au monde.

Le couvent de la Grande-Chartreuse est bâti au milieu d'un cirque de montagnes couvertes de forêts de sapins, au pied des escarpements du Grand Som. La visite a lieu à l'arrivée des services de voitures. Les touristes trouvent en face du couvent une hôtellerie.

Aller par Voiron, Saint-Laurent-du-Pont.

Retour par la route du Sappey, Grenoble et la rive gauche de l'Isère.

Abbaye de Saint-Antoine *(à 22 kil.).* — L'origine de ce splendide monument remonte au XIe siècle. Un seigneur de ce pays, Jocelin, fils de Guillaume de Châteauneuf, convaincu qu'il devait la vie à une miraculeuse intervention de saint Antoine, partit pour la Terre-Sainte et rapporta le corps de ce saint. Il fonda sur le mamelon en face de la Motte-Saint-Didier une maison de l'Aumône, pour y recevoir les pèlerins qu'attiraient les reliques miraculeuses, notamment les malades atteints du mal de Saint-Antoine, qui y trouvaient la guérison.

Gaston, seigneur de la Valloire, se consacra avec son fils et six autres seigneurs dauphinois aux soins des malades. Une colonie de Bénédictins de l'abbaye de Montmajour fut appelée à y fonder un prieuré, à garder le saint dépôt et à présider à la continuation de l'église. L'ordre des Antonins était ainsi fondé et connut une telle prospérité que, dès l'an 1200, il avait des maisons dans toute l'Europe. Vers la fin du XIIIe siècle, une violente querelle sépara les frères hospitaliers Antonins et les Bénédictins appelés qui ne s'occupaient que des cérémonies

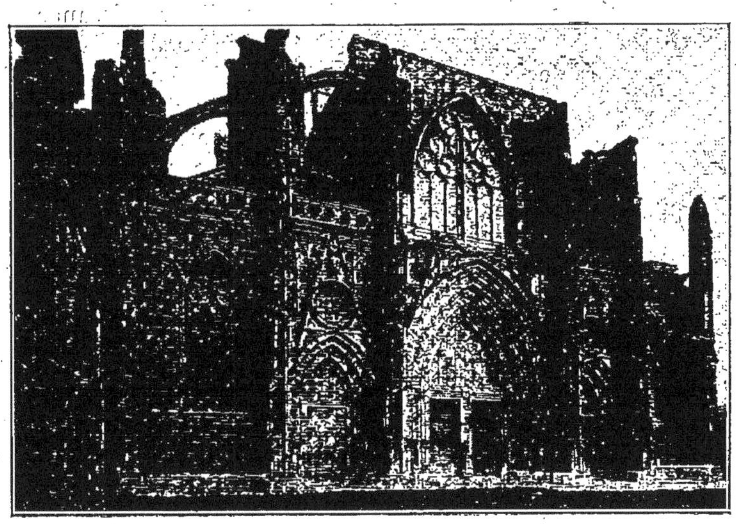

ABBAYE DE SAINT-ANTOINE (ISÈRE). MONUMENT HISTORIQUE
Communiqué par la Distillerie de l'Abbaye

religieuses. On en vint aux mains et le sang coula. Le pape Boniface VIII supprima le prieuré pour l'ériger en abbaye dont les abbés siégèrent au Parlement de Grenoble. Une foule de souverains vint en pèlerinage, parmi lesquels Charles VII, Louis XI, le roi René, Charles VIII, Anne de Bretagne, le pape Martin et François Ier comblèrent le monastère de présents royaux.

Puis les guerres de religion dévastèrent l'abbaye et l'ordre des Antonins, qui portait un tau (T) en exergue sur ses habits, ne se releva en 1620 que pour tomber en 1775. Des dames chanoinesses vinrent les remplacer, mais la Révolution les chassa et l'abbaye fut vendue comme bien national.

L'abbaye, malgré les injures faites par le temps, reste encore debout comme l'une des plus belles productions de l'architecture en France. La façade est remarquable par la sculpture de son portail dont les voussures abritent la scène du jugement dernier. A l'intérieur, jolie nef à galeries, œuvres d'art, vitraux, tableaux, tapisseries d'Aubusson, fresques et reliquaires.

Pour la visite du trésor, s'adresser à M. le curé.

BIBLIOTHÈQUE NATIONALE R.F. IMPRIMÉS

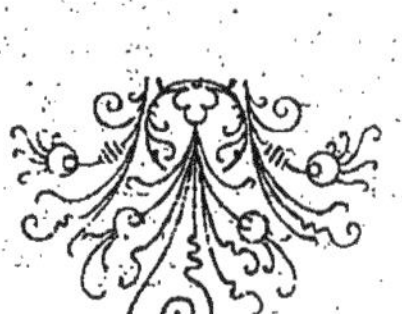

IMPRIMERIE " L'UNION TYPOGRAPHIQUE " VILLENEUVE-St-GEORGES (S.-ET-O.)

DISTILLERIE
DE
L'ABBAYE DE St-ANTOINE

ARQUEBUSE St-ANTOINE

Précieux vulnéraire

L'Eau d'Arquebuse *(Species Unica)* par l'excellent choix des plantes qui la composent et par les soins apportés à sa fabrication constitue le meilleur des vulnéraires. Elle est, du reste, fabriquée suivant l'antique formule des RRPP. Anthonins.

Les effets bienfaisants de ce cordial indispensable dans les familles se produisent dans des cas multiples, tels que : indigestions, coups, blessures, brûlures, refroidissements, coliques, etc.

MALTINE

Grande liqueur

Cette délicieuse et utile liqueur date de plusieurs siècles, et rien n'a été changé dans sa fabrication. Les plantes alpestres qui la composent ont été l'objet de nombreux essais et de patientes recherches de la part des religieux de St-Antoine, qui ont ainsi constitué un produit éminemment hygiénique et un cordial indispensable aux touristes et aux voyageurs. Ses principales propriétés sont de fortifier les voies digestives, de raffermir les tissus nerveux et de prévenir les affections épidémiques. Etendue d'eau, elle forme pendant les chaleurs une excellente boisson rafraîchissante.

VIEUX KIRSCH St-ANTOINE

Garanti pur

Ce produit est extrait de la simple distillation des cerises sauvages récoltées dans les bois du Dauphiné ; par son arôme et son parfum d'une grande finesse, se recommande à tous les consommateurs et en particulier aux *Connaisseurs*. Cette liqueur incomparable, prise après le repas, constitue un digestif parfait.

S'adresser pour les demandes à :

LA DIRECTION DE LA DISTILLERIE DE L'ABBAYE

A SAINT-ANTOINE (Isère)

MAISON OZIER FILS

LARA, MONTABONNET & Cie

SUCCESSEURS

à MAUVES-SUR-RHONE

(ARDÈCHE)

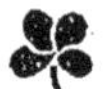

Spécialité de Vins Fins

Champagne

Duc de Montebello

Château de MAREUIL-SUR-AY

(MARNE)

GRANDS VINS FINS

ET ORDINAIRES

DE BOURGOGNE

Établissement GENÈVE Frères

à MACON

Grands Vins MOUSSEUX d'ARBOIS

BLANCS ET ROSÉS

Vins blancs et rouges d'Arbois et du Jura

Eau-de-Vie de Marc et de Vin

Léon NEVERS, Propriétaire à ARBOIS (Jura)

ORANGEADE-SUPRA

DÉLICIEUX RAFRAICHISSANT
A L'EAU GLACÉE

Distillerie J.-F. LORIN

A CHARNAY-LES-MACON
(SAONE-&-LOIRE)

Vins Fins de Champagne

CHAURÉY-AMSINGER

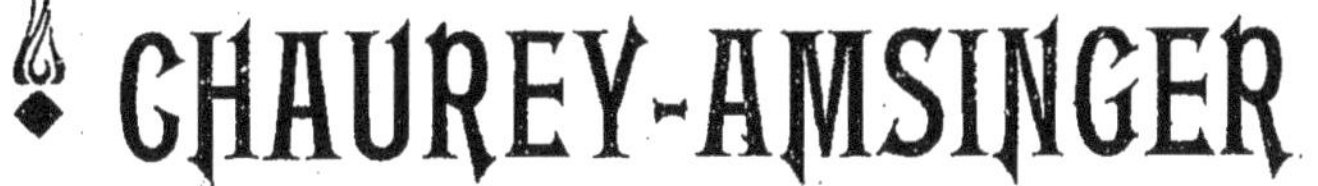

Maison fondée en 1825 — ÉPERNAY — Maison fondée en 1825

Grands Vins Fins de l'Hermitage et des Côtes du Rhône

Hermitage-Rochefine – Hermitage – La Tour Blanche
Clos des Meysonniers – Clos de la Parelle

H. JABOULET-VERCHERRE

PROPRIÉTAIRES ET NÉGOCIANTS

MÊME MAISON
à BEAUNE (Côte d'or) et au Château
de la Commaraine à POMMARD

TAIN-L'HERMITAGE
(Drôme)

GRENOBLE

GRAND GARAGE CENTRAL-RICOU

23, Cours Jean-Jaurès, 23
Téléphone : 22-83

STOCK MICHELIN • AIR COMPRIMÉ • VULCANISATION
ATELIER DE RÉPARATION MODERNE

Agence des Firmes :
CITROEN — VOISIN — DELAGE — DELAUNAY-BELLEVILLE — HISPANO-SUIZA — HOTCHKISS — LATIL — MORS — ROLLAND-PILAIN — UNIC — VERMOREL

AUTO-CARS RICOU

LES PLUS CONFORTABLES
LES MIEUX SUSPENDUS

GRENOBLE
4, Place Victor-Hugo
Téléphone : 28-13

NICE
14, Avenue Félix-Faure
Téléphone : 24-71

4, Avenue du Maréchal-Joffre
Téléphone : 38-46

En Dauphiné : La Chartreuse — Les Grands Goulets — Le Lautaret — Les Trois Cols - Aix-les-Bains - Annecy - Chamonix

Sur la Côte d'Azur : La Grande Corniche - Menton - Monte-Carlo — Les Gorges du Loup — L'Estérel et la Corniche d'Or — Les Gorges du Cians — Les Gorges de Daluis — Peira-Cava — Sospel — Saint-Martin-de-Vésubie — Le Col de Tende

La Balme-de-Rencurel

ISÈRE

« CURE D'AIR »

ALTITUDE : 700 MÈTRES

HOTEL ROUSSET

dans les magnifiques
Gorges de la Bourne

CUISINE BOURGEOISE --- PENSION DE FAMILLE

Prix modérés -:- Arrangements pour Séjour

CHASSE -- PÊCHE -- EXCURSIONS

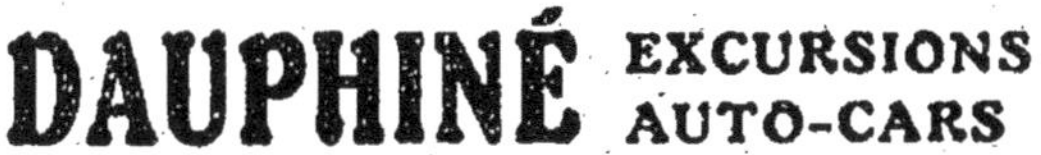

LES PLUS BELLES ROUTES DES ALPES

CARS BARET

Grande Chartreuse
Lautaret
Galibier
Grands-Goulets
par Choranche-les-Bains
La Bérarde
Chamonix
Aix-les-Bains

Bureaux :
6, Rue Félix-Poulat
(angle Rue Docteur-Belly)
Téléphone : 13-86
et 1, Rue de la République
Téléphone : 9-63
GRENOBLE

Même Maison à **CANNES**, l'hiver
3, Sq. Prosper-Mérimée, 3
(face le Casino Municipal — Agence Aunier)

ÉTABLISSEMENTS

REPELLIN et TRAFFORT

AUTO-CARS - CORRESPONDANCE P.-L.-M.

à GRENOBLE	à NICE
6, Place Grenette — Téléph. 10-71	7, Promenade des Anglais
Télégr. Erta-Grenoble	Téléph. 24-75

Services réguliers pour :
La Grande Chartreuse, Les Grands Goulets, Le Lautaret, La Bérarde, le Glandon-Saint-Jéan-de-Maurienne.

LA ROUTE DES ALPES :
Evian, Chamonix, Annecy, Aix, La Chartreuse, Grenoble, Briançon, Barcelonnette, Nice et la Côte d'Azur.

L'HIVER A NICE : Toutes les Excursions de la COTE D'AZUR

ROUTE des ALPES d'HIVER
Service régulier entre **GRENOBLE-NICE** et *vice versa*

LANDAULETS, LIMOUSINES, TORPÉDOS pour toutes Excursions

AU BON MARCHÉ

OCTAVE BOIS

BOIS FRÈRES

Successeurs

Place d'Armes, SAINT-MARCELLIN (Isère)

MAISON DE TISSUS & CONFECTIONS

Toilerie :: Lainages :: Soieries

Draperie :: Fourrures :: Ganterie

BONNETERIE en tous genres

ATELIERS DE HAUTE COUTURE

et de CONFECTIONS pour Dames

VÊTEMENTS POUR HOMMES

Confection et sur Mesure

MAISON DE CONFIANCE

LA PLUS IMPORTANTE DE LA RÉGION

Le plus grand choix, les meilleurs prix vous sont assurés

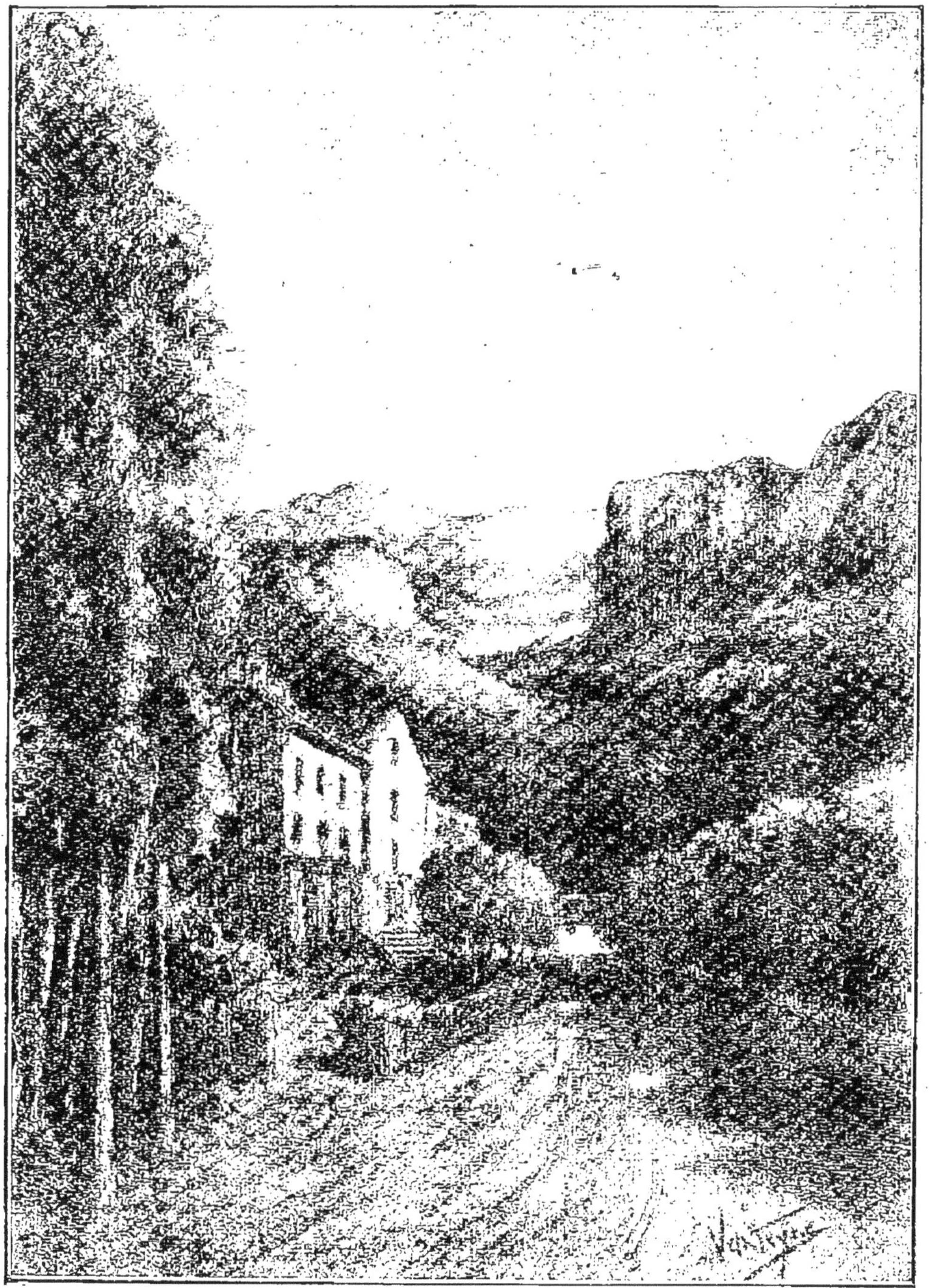

L'Union Typographique, Villeneuve-St-Georges.